LE

CONSERVATEUR

DE LA BOUCHE,

Par M. FANTON,

CHIRURGIEN-DENTISTE DU BUREAU DE BIENFAISANCE
DE LA VILLE D'ORLÉANS.

※

Deuxième Édition. — Prix : 1 fr.

※

ORLÉANS,

CHEZ L'AUTEUR,

Rue de la Tour-Neuve, 28.

—

1861.

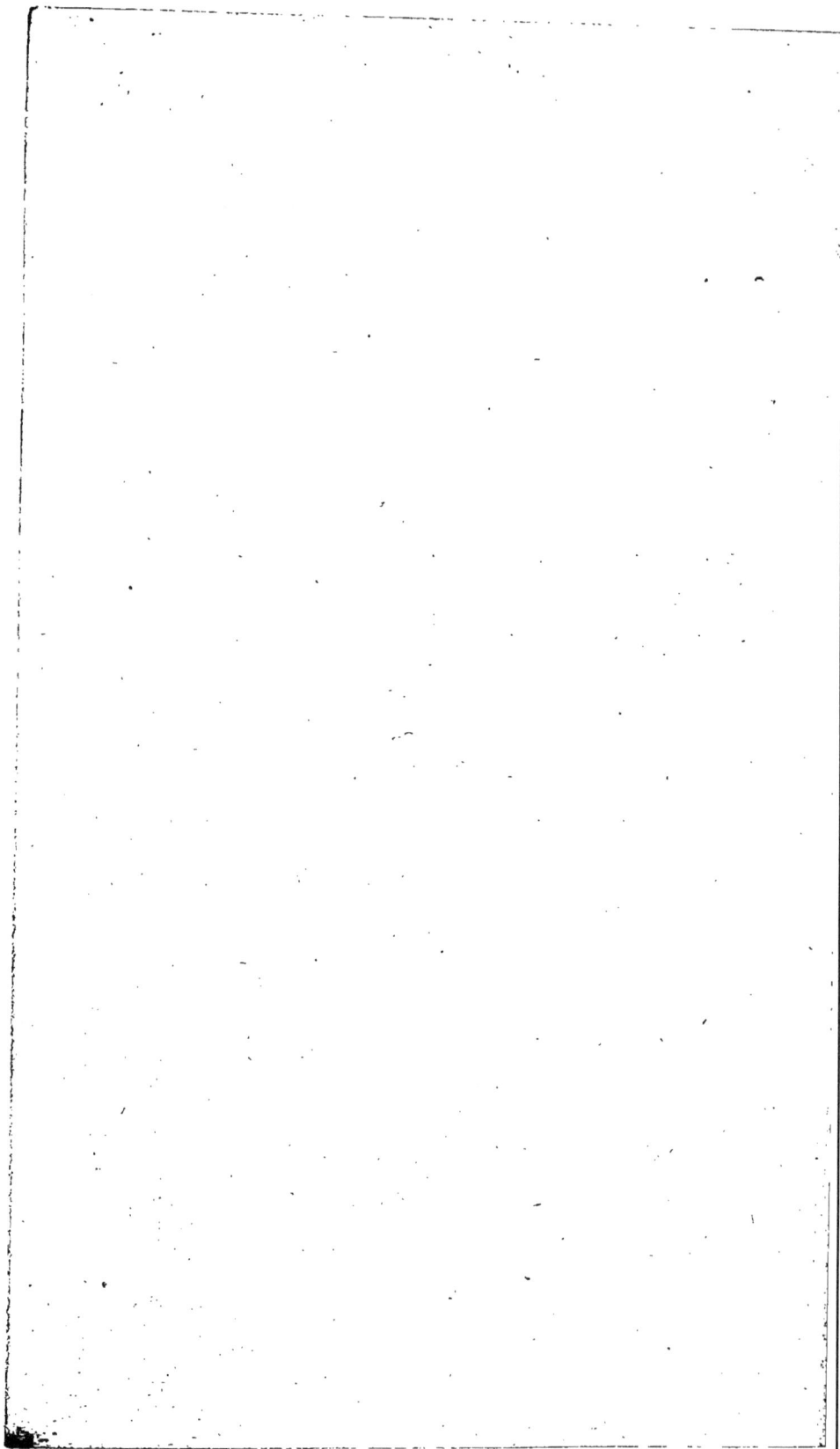

LE

CONSERVATEUR DE LA BOUCHE,

DÉDIÉ A

Messieurs les Docteurs

DE LA VILLE D'ORLÉANS.

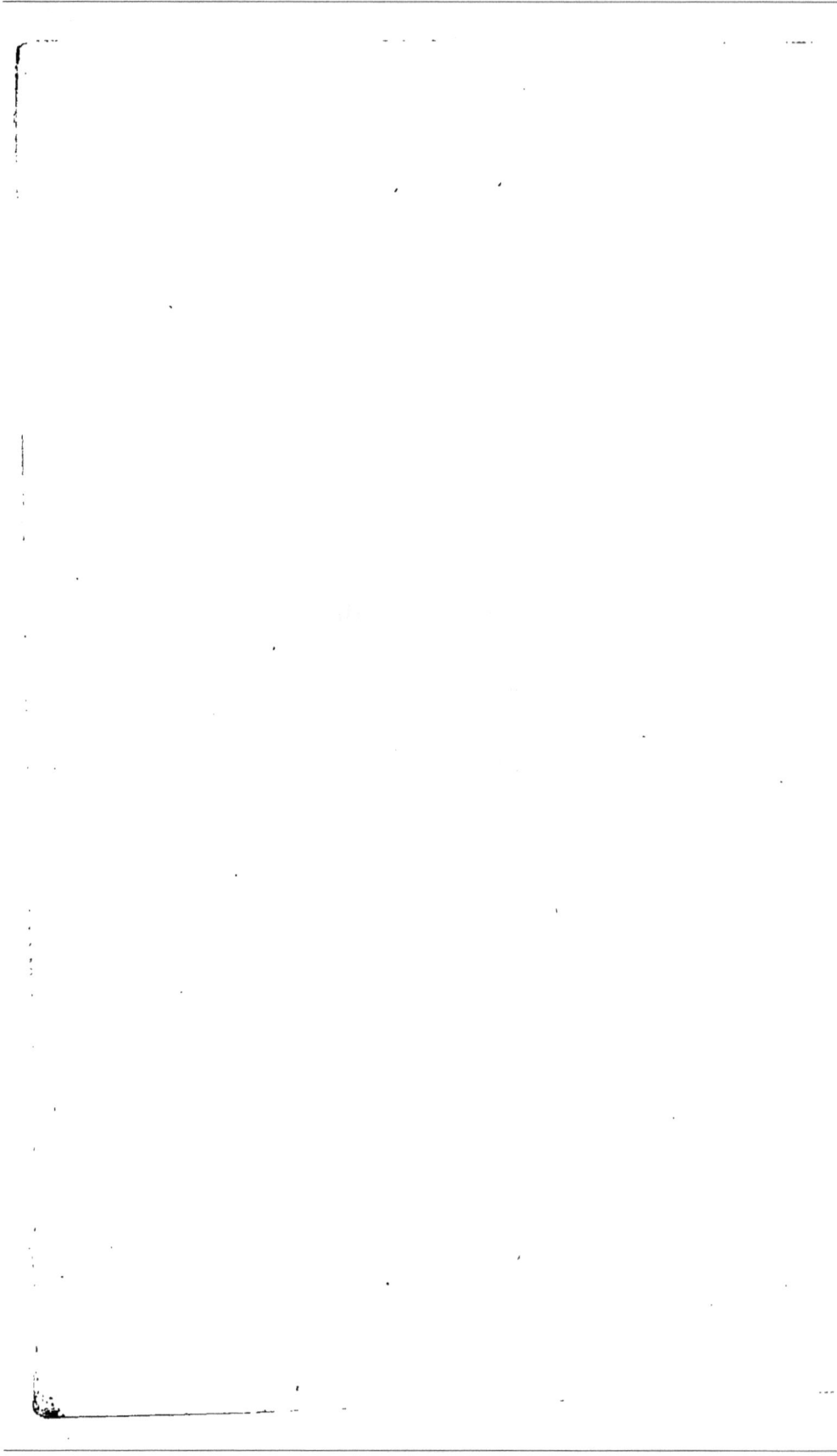

LE
CONSERVATEUR
DE LA BOUCHE,

Par M. FANTON,

CHIRURGIEN-DENTISTE DU BUREAU DE BIENFAISANCE
DE LA VILLE D'ORLÉANS.

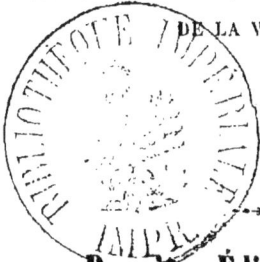

Première Édition. — Prix : 1 fr.

ORLÉANS,
CHEZ L'AUTEUR,
Rue de la Tour-Neuve, 28.

1860.

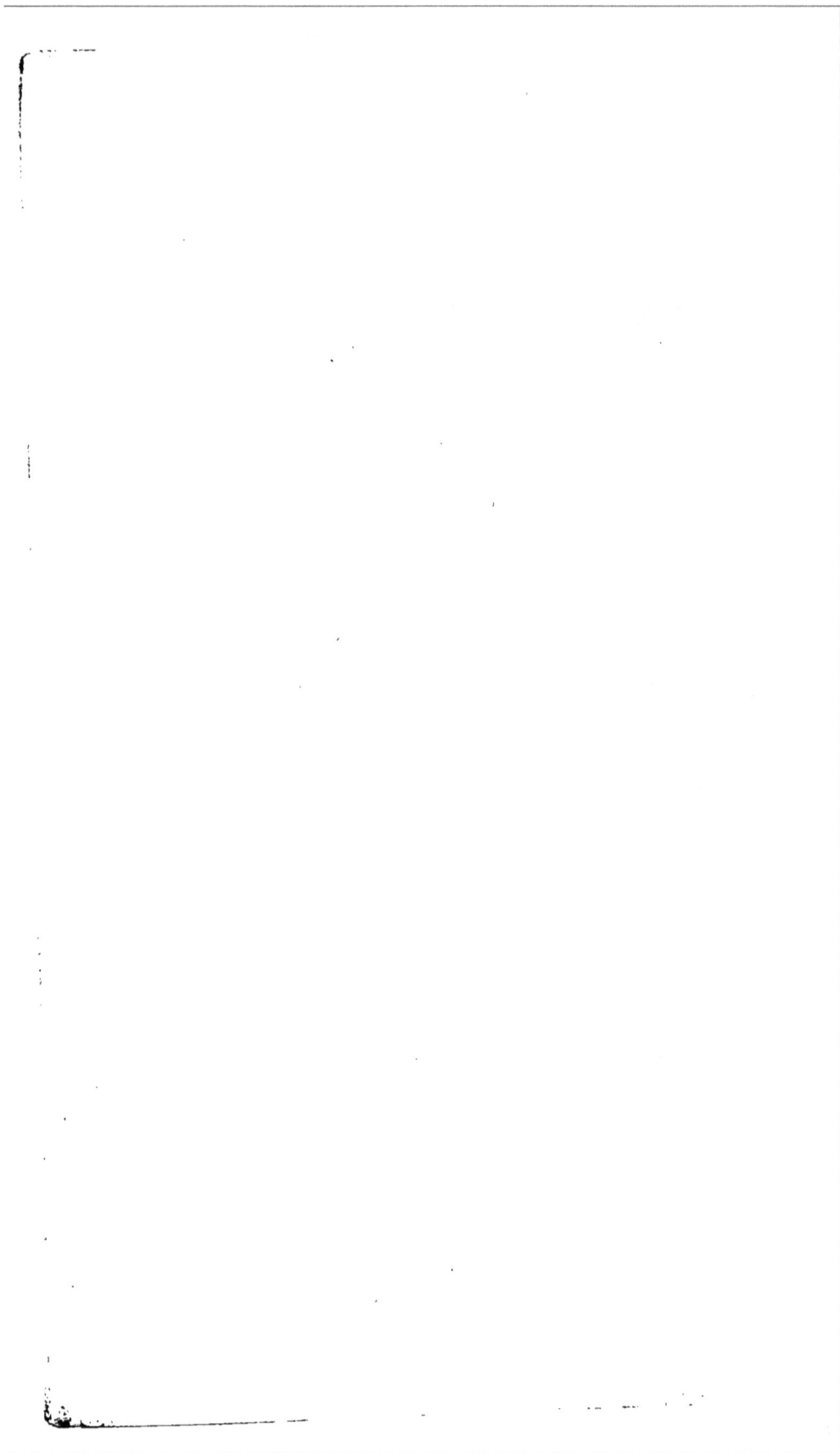

CONSERVATEUR

DE LA BOUCHE.

En offrant au public cet opuscule, nous
n'avons point la prétention de produire un
ouvrage scientifique : être utile, voilà le
but de l'auteur. Jusqu'ici vingt auteurs ont
écrit sur l'odontalgie, et aucun n'a produit
un manuel à l'usage de tout le monde. Nous
croyons avoir atteint ce but, non point en
décrivant la forme, le nombre et la struc-
ture des organes de la dentition, tous les
traités d'anatomie et de médecine contiennent là-dessus des détails qui rendraient superflu ce que nous pourrions en dire ; nous
nous bornerons à faire connaître les moyens

1

de conserver les dents, à la perte desquelles ne sont que trop souvent attachés l'affaiblissement et la ruine de la santé.

Il y a pourtant cette remarque à faire, c'est que peu d'auteurs modernes se sont occupés de l'art du dentiste, bien que l'antiquité ait offert de nombreux travaux sur cette partie : ainsi Hérodote nous apprend que l'école célèbre d'Alexandrie avait des médecins pour le traitement particulier de l'odontalgie ; que Dioscoride, dans ses ouvrages, indique la corne de cerf contre les douleurs de dents ; que le médecin de l'empereur Néron avait découvert de nombreux remèdes contre les aphtes et les douleurs odontalgiques. Puis, dans le douzième siècle, nous voyons un médecin espagnol, Albucasos, affermir les dents chancelantes avec un fil d'or, et depuis deux cents ans nous avons vu en France et en Angleterre des hommes profonds dans la science s'occuper d'une manière toute spéciale de la dentition. Ainsi, en France, Bourdet, Delahire, Hérissant, Duverney, Lassonne,

Bertin, Jourdain, Broussonnet, Tenon, Lecluse, Cuvier, Serres, Léveillé, Miel, Fauchard, Ricci, Delabarre, Duval, Daubenton.

Gariot et Maury ont produit d'excellents ouvrages sur l'art du dentiste. En Angleterre, en Allemagne, en Italie, nous voyons : Berdmore, Bennet, Bew, Fox, Hertz, Lewis, Tolwer; — Albrecht, Aronson, Cron, Blumenthal, Brunner, Krautermann, Lichtenstein; — Pauli, Mœbius, Lavini, Guertin, Castrillo, Campani, etc., etc., laisser aussi de nombreux traités sur l'art du dentiste, et épuiser pour ainsi dire la matière; mais aucun, parmi ces auteurs recommandables, n'a pensé à un manuel à l'usage du public. C'est en publiant cet ouvrage le but que nous nous sommes proposé, et nous croyons l'avoir atteint.

Cet ouvrage, essentiellement d'utilité publique, sera divisé en trois parties : la première dentition, — la deuxième dentition, — régime à observer pour la conservation des dents.

PREMIÈRE DENTITION.

Les dents percent ordinairement chez les enfants à six ou sept mois. La première dent paraît à la mâchoire inférieure; peu de jours après la sortie de cette dent, il en. paraît une autre à côté; ces deux premières dents sont appelées incisives : viennent ensuite les deux grandes incisives à la mâchoire supérieure, puis deux autres incisives prennent naissance à la mâchoire inférieure, et deux autres incisives sortent presqu'immédiatement à la mâchoire supérieure, ce qui fait huit incisives, dont quatre en bas et quatre en haut.

A un an, les deux canines paraissent à la mâchoire inférieure, un mois après paraissent les deux canines de la mâchoire supérieure.

Viennent ensuite vers le quinzième mois les dents appelées molaires de lait, dans le même ordre, c'est-à-dire qu'elles paraissent d'abord deux à la mâchoire inférieure, puis deux à la supérieure.

Quand l'enfant est parvenu à deux ans, on voit paraître quatre nouvelles molaires, deux en bas, deux en haut; en tout vingt dents, dix en bas, dix en haut. L'enfant conserve ces dents, dites *dents de lait,* jusqu'à l'âge de six ou sept ans ; à cet âge il lui perce quatre nouvelles dents à côté de celles qui ont paru les dernières.

L'enfant parvenu à l'âge de douze ans sent naître quatre molaires ; et quand l'enfant devenu jeune homme atteint sa vingtième année, le râtelier s'augmente de quatre dernières dents, dites *dents de sagesse*; chaque mâchoire est alors entièrement garnie de seize dents. Il arrive quelquefois à la jeune fille de dix-huit ou seize ans de compter trente-deux dents.

Le premier soin que les parents doivent apporter à la première dentition de leurs enfants, c'est surtout à l'âge de six ou sept ans, époque où les premières dents tombent et où les secondes paraissent dans l'ordre des premières. Je ne parle point de la sortie des dents, des douleurs plus ou moins vives qu'éprouve l'enfant, l'art peut aider à la nature qui est ici toute puissante.

J'indiquerai donc les moyens de faire percer les dents le plus promptement possible, et d'abord il faut proscrire le hochet plus pernicieux qu'utile; en effet la compression continuelle du hochet et de la gencive durcit cette dernière, qui alors offre plus de résistance à la dent, se gonfle, s'enflamme et produit quelquefois les désordres les plus graves. Le remède le plus efficace pour y remédier est d'employer le jus de citron qui, par sa propriété astringente, donne du ressort aux fibres de la gencive sans y causer d'inflammation. La manière d'employer la liqueur est tout simplement de recommander à la nourrice de tremper son doigt dans le jus de citron, d'en frotter la gencive aux endroits où les dents paraissent disposées à percer, juslu'à ce que la division des chairs soit faite.

Il faut pour cet effet bien examiner la bouche de l'enfant afin de prévoir le moment où les dents perceront : ainsi, lorsque l'enfant commencera à baver et qu'on remarquera un point blanc et une élévation à la gencive, nul doute que la dent soit prête à paraître; alors on aura recours au jus de citron, en l'employant comme il est indiqué plus haut. Surtout point d'émollients qui, pour le moment, peuvent bien diminuer l'inflammation et calmer les douleurs, mais comme ils n'en détruisent point la cause, le mal reste. Le jus de citron au contraire, en pénétrant la membranne qui, par sa tension, pourrait faire une espèce d'étranglement à la gencive qu'elle recouvre, détruit bientôt cette membranne, agit efficacement sur la gencive et facilite la rupture des fibres.

Plusieurs dentistes distingués, entr'autres Fauchard et Bunou, conseillent, pour faciliter la division de la gencive et pour détruire les aphtes et les ulcères, l'esprit de vitriol, l'esprit de sel et de soufre. Nous reconnaissons l'énergie de ces remèdes qui peuvent opérer plus rapidement, mais qui doivent être proscrits pour l'enfance, car bien qu'on ne fasse que toucher légèrement, soit les gencives, soit les petits ulcères, il peut s'en glisser quelques particules avec la salive ; or, comme les enfants avalent tout et ne savent point expectorer, on ne peut prévoir quel horrible ravage occasionnerait pareils acides. Il arrive encore que même l'emploi du vitriol et du soufre n'amène point la gencive à maturité. Le jus de citron n'est pas, il est vrai plus puissant, mais alors nous conseillons aux mères de faire visiter l'enfant par le dentiste, car une dent cause parfois des convulsions dangereuses ; on a vu la gencive rebelle à tous les remèdes, alors il n'y a qu'un moyen, c'est de faire une incision cruciale, non-seulement à la gencive, mais à la membrane qui forme l'alvéole.

Dans ce dernier cas, qui est exceptionnel, on n'emploie plus le jus de citron, mais des émollients ; il faut alors frotter légèrement les gencives de l'enfant avec du miel de Narbonne : on trempe pour cet effet le doigt dans le miel, et de quart-d'heure en quart-d'heure on le passe sur la gencive malade.

La complexion de l'enfant, celle de la nourrice rendent les accidents qui viennent d'être détaillés,plus ou moins graves ; ainsi quand il arrive que deux ou trois mois avant que les dents percent, l'enfant éprouve des convulsions ou le dévoiement continuel (ce qui fait dire aux nourrices lorsqu'elles trouvent du lait grumelé dans les excréments de l'enfant, *que ses dents germent*). C'est ici le cas d'ordonner à la nourrice de ne point surcharger de lait le nourrisson, de lui diminuer la bouillie, de tenir le ventre libre à l'enfant en lui donnant des lavements adoucissants.

Ainsi les soins que nous venons d'indiquer doivent être donnés à l'enfant depuis sa naissance jusqu'à l'âge de deux ans; l'enfant parvenu à cet âge a, comme nous l'avons dit, chaque mâchoire garnie de dix dents, il reste alors dans un état presque stationnaire jusqu'à l'âge de six ou sept ans.

1*

CHUTE DES DENTS DE LAIT.

C'est généralement à l'âge de six ou sept ans que les incisives, les canines, les molaires tombent à peu près dans le même ordre qu'elles sont venues. On sait que cette deuxième dentition entraîne la chûte des vingt premières dents, qui sont alors remplacées par le même nombre de dents plus fortes et plus belles. A cette deuxième dentition on ne doit plus redouter les graves accidents qui signalent la première, *et il faut dire qu'il dépend des pères et mères de donner à leurs enfants parvenus à sept ans une belle denture, quelqu'irrégulière qu'ait été la première. Ici tous les conseils se réduisent à un seul : voyez le dentiste.*

Ce serait de la part des parents une économie bien coupable de ne point faire visiter l'enfant par le dentiste, lorsque l'enfant est près d'atteindre sa septième année, quand on songe que d'une seule visite faite chez le praticien dépend ce bel ordre dans le rangement de la bouche ; en effet, les dents peuvent être trop pressées, et alors si bonnes qu'elles soient, ce resserrement préjudicie à leur durée, elles sont alors sujettes à la carie. Si, sans être pressées, elles sont mal rangées, alors nouvel inconvénient, elles s'ébranlent les unes et les autres par les mouvements que fait la mâchoire inférieure.

Cette visite une fois faite, on se conformera à l'ordonnance du dentiste, puis les parents recommanderont surtout aux enfants de ne rien briser avec leurs dents. N'ai-je pas reçu dernièrement la visite d'une mère qui me présenta son enfant âgé de onze ans, et qui, par forfanterie, s'était cassé une molaire en voulant briser une bille de marbre.

On évitera aussi de donner trop de sucreries, leur viscosité s'attache aux gencives, en ferme les pores et y laisse un sel corrosif pernicieux. Il ne faut pas non plus que les jeunes gens mangent des acides et des fruits verts, leur âcreté aigrit la lymphe et corrode les gencives.

Une recommandation toute particulière que les parents doivent faire aux maîtres de pension où leurs enfants sont élevés, c'est d'exiger que chaque matin l'enfant se rince la bouche avec de l'eau fraîche, puis il se frottera avec une petite brosse les dents intérieurement et extérieurement, depuis la gencive jusqu'à leur extrémité, et non transversalement comme on a l'habitude de le faire, car alors loin de chasser le tartre, on l'introduit entre les dents, ce qui préjudicie à leur partie latérale.

On doit exiger également que l'enfant se rince la bouche à la fin de chaque repas après s'être servi d'un cure-dent de plume : ces soins si faciles affermissent et entretiennent les dents blanches, fortifient les gencives et les font recroître, guérissent celles qui sont sujettes à saigner et rendent l'haleine douce.

Ainsi, pour procurer un bel ordre aux dents, il suffit que le dentiste, chargé de gouverner la bouche d'un enfant, le prenne à l'âge de sept ans jusqu'à quatorze ou quinze ans, et qu'il ait soin de la visiter seulement tous les trois mois. Le gouvernement a si bien compris l'importance de ces soins que, dans tous les colléges et institutions publiques, un dentiste est attaché à chaque établissement et visite la bouche des élèves tous les trimestres.

Certès, si chaque personne avait dès son jeune âge reçu les soins du dentiste, on ne verrait point tant de personnes se plaindre des souffrances inouïes qu'une ou plusieurs dents leur font éprouver.

Maintenant que nous avons indiqué aux mères les moyens de préserver leurs enfants, non-seulement d'une mauvaise dentition, mais aussi du mal de dents si insupportable, si cruel et surtout si tenace, occupons-nous des personnes qui ont eu le malheur d'être négligées étant enfants ; faisons-leur connaître les moyens de combattre, de détruire la douleur; les remèdes et les soins qu'elles doivent mettre en usage pour conserver les dents bonnes qui leur restent, et faire disparaître le mal de celles qui sont atteintes.

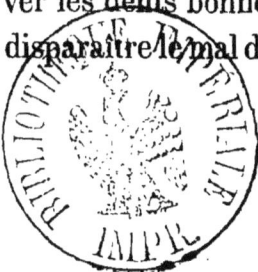

On voit beaucoup de gens arrivés à vingt ans et n'avoir point encore eu recours au dentiste, bien qu'une construction vicieuse dans la disposition des dents eût dû les engager à visiter le praticien. Pour avoir attendu trop longtemps, on voit surgir plusieurs dents mal rangées au lieu d'une seule, le dentiste se trouve alors contraint de multiplier les opérations pour remédier à ce désordre. Aussi convient-il aux adultes, aussitôt qu'ils s'aperçoivent qu'une dent se gâte ou est mal rangée, de voir le dentiste ; le mal est plus aisé à guérir dans son origine, c'est au premier moment qu'une dent devient malsaine ou paraît prendre une mauvaise direction, qu'il faut s'occuper à y porter remède.

Combien ne voyons-nous pas de vieillards être privés de toutes leurs dents, et cela par la négligence qu'ils ont apportée dans le cours de leur vie ; il arrive que les dents, après s'être usées plus ou moins, après avoir éprouvé plus ou moins d'accidents, tombent, les mâchoires se rapprochent, alors la face, diminuée de la hauteur des dents, se raccourcit, ce qui fait dire aux enfants qui remarquent chez les vieilles gens le menton saillant à la figure, qu'elles ont *un menton à la galoche,* le bord alvéolaire, dégarni de dents, éprouve alors de grands changements par la mastication ; le fond des cavités dentaires s'obstrue, leurs parois se rapprochent, les alvéoles finissent par disparaître tout-à-fait, et les gencives finissent par suppléer quoiqu'imparfaitement aux dents qui ont disparu. Mais que de souffrances, que d'instants douloureux avant que les gencives aient assez de fermeté pour fonctionner, et alors que de privations encore ! que de soins, que de tourments !

Les personnes qui suivront les préceptes que nous donnons dans ce petit ouvrage éviteront, nous pouvons l'affirmer, de tomber dans pareil malheur.

RÉGIME A OBSERVER POUR LA CONSERVATION DES DENTS.

Les dents étant saines et bien rangées, il faut peu de soins pour les conserver dans cet état : se nettoyer la langue le matin afin de la décharger de l'humeur qui s'y forme la nuit, ôter avec le cure-dent le limon qui s'est attaché aux dents pendant le sommeil, afin que l'eau passe librement dans l'intervalle des dents, se frotter avec une brosse douce les dents de bas en haut, et se rincer la bouche avec de l'eau dans laquelle on mettra quelques gouttes de l'élixir de l'auteur. Cette habitude prise ne coûte plus rien ; si au contraire on la néglige, ne fût-ce qu'un jour, elle occasionne une incommodité qui bientôt devient inquiétante.

Il convient aussi de bien broyer les aliments ; la digestion se faisant alors plus facilement, n'occasionne aucune vapeur malsaine et ne laisse point ce limon qui, s'amassant, forme une couche qui se durcit, et devient non-seulement pernicieuse aux dents, mais encore aux gencives.

Il ne faut pas non plus faire un trop fréquent usage de viandes et de poissons salés, et surtout de mets trop épicés, car alors un limon continuel se forme, fait naître le tartre qui altère l'émail des dents et détruit bientôt la gencive. Il est bon, après chaque repas, de se nettoyer la bouche pour enlever les substances alimentaires qui y restent ; quelqües personnes frottent leurs gencives et leurs dents avec un linge, et croient enlever ainsi la malpropreté ; c'est une grande erreur ; ce moyen, loin d'être favorable à la conservation et à la propreté des dents, leur est très-nuisible, parce que le frottement fait avec le linge ne fait qu'entasser le tartre dans les ruisseaux qui séparent les dents.

Si ces conseils sont donnés aux personnes qui ont les dents intactes et bien rangées, à plus forte raison doivent-ils être suivis par les personnes qui portent des dents artificielles, car si elles les négli-

geaient, ces pièces se couvriraient de tartre,
s'altéreraient et, par leur séjour dans la
bouche essentiellement chaude et humide,
elles deviendraient le foyer d'une odeur in-
fecte et repoussante.

Nous avons dit que l'eau corrigée de
quelques gouttes d'élixir suffisait pour en-
tretenir la bouche dans un état continuel de
propreté et de fraîcheur. Il faut, quand les
gencives sont blanchâtres et saignantes,
augmenter la dose de la liqueur spiritueuse,
afin de donner du ton aux parties molles et
débiles ; il conviendra alors de mettre un
quart d'eau-de-vie dans un verre d'eau ou
de notre élixir. Ce remède que nous indi-
quons est, selon nous, le plus simple et le
plus convenable, s'il n'est pas le plus éner-
gique. Ceci nous amène naturellement à
parler des diverses poudres et élixirs em-
ployés jusqu'à ce jour ; quelques-uns peuvent être conservés, les autres rejetés.

On a employé *le quinquina, le charbon,
la suie, l'iris, le tabac, le pain brûlé ;* ces
dentifrices, nous le reconnaissons, ne sont

pas nuisibles, mais apportent-ils une amélioration à la bouche ? les dents deviennent-elles plus blanches et plus solides ? les gencives plus roses et plus fermes ? Il n'en est malheureusement rien, ces palliatifs fatiguent sans porter remède. *Le charbon, la suie, le pain brûlé* n'altèrent point l'émail des dents, mais dans le frottement ces poudres s'introduisent dans les ruisseaux qui séparent les dents, et les font paraître longtemps gangréneuses. *L'iris, le tabac, le quinquina* raffermissent plus énergiquement les gencives, mais jaunissent à la longue l'émail de la dent.

Le sel marin (muriate de soude) se dissout promptement, conserve toute la blancheur des dents sans attaquer l'émail, c'est à notre avis le plus simple et le meilleur dentifrice.

On pense bien qu'il nous serait facile de créer mille remèdes, de multiplier cent formules, de fabriquer un mélange hétérogène de plusieurs poudres, de plusieurs liqueurs pour n'en former ensuite qu'une seule à laquelle nous n'eussions pas été embarrassé de donner un nom extraordinaire, mais cela eût senti le charlatanisme, et le lecteur a pu voir qu'avant tout notre intention est d'être utile, et non de prétendre à un esprit incompris toujours ridicule. C'est dans cette pensée que nous avons indiqué les denti- frices d'une efficacité depuis longtemps éprouvée.

Il y a encore d'autres spécifiques compo- sés, ceux-là exigent non-seulement une pré- paration plus compliquée, mais demandent un temps plus long.

Ainsi, lorsque les gencives sont décolo- rées, blafardes, les dents chancelantes et jaunâtres, rien n'est souverain pour forti- fier ces parties faibles comme *le quinquina- qua, la myrrhaqua*. Ces élixirs composés par l'auteur peuvent l'être par toutes per- sonnes; il suffit de laisser tremper dans l'eau-de-vie, pendant plusieurs jours, du quinquina ou de la myrrhe, ou même du cachou; on obtient après ce délai une tein- ture qui raffermit les dents, donnent aux gencives la couleur rose qu'elles avaient perdue, fait disparaître la teinte jaunâtre et laisse la bouche dans un parfait état de fraîcheur.

Cet élixir ainsi disposé ne doit être employé que lorsque les dents auront été nettoyées avec de l'eau et une brosse douce ; puis on tiendra le plus longtemps possible dans la bouche l'élixir préparé, ayant le soin de l'agiter par un flux et un reflux.

Nous terminons en recommandant l'usage de la brosse douce. C'est une recommandation que nous ne pouvons trop faire, les crins des brosses doivent être d'autant moins durs que les gencives sont plus molles. J'ai donné mes soins à des gens qui s'imaginaient qu'il était bon et salutaire de faire saigner les gencives chaque fois que la brosse était en usage ; c'était une grave erreur, car la brosse rude, outre qu'elle dégarnit les dents, use tout à la fois la dent et la gencive.

Le mode le plus simple et le meilleur est donc de se servir d'une brosse douce,

qu'on fait agir de bas en haut pour empêcher tout dépôt entre les ruisseaux qui
séparent les dents.

Les préceptes que nous venons de donner tendent à la conservation des dents, et
pour les conserver saines il faut prévenir le
mal. Ainsi, on a vu des personnes perdre en
quelques années leurs dents, et cela, non pas
comme disent les bonnes gens, si c'est une
femme, qu'elle a perdu ses dents à la suite
d'un accouchement, et si c'est un homme,
parce qu'il fume.

Ces accidents sont tout simplement la suite
d'imprudences que nous allons signaler et
qu'il sera bien facile d'éviter.

En 1859, une dame de Montreuil, re-
marquable par la beauté de ses dents qu'elle
soignait imparfaitement, perdit à la suite
d'une couche huit dents, les autres de blanches qu'elles étaient devinrent jaunes ; elle
me consulta, m'apporta les dents tombées,
et lorsque je lui demandai comment elle
avait été soignée, j'appris que le lendemain
de sa couche on lui avait fait boire du vin

sucré extrêmement chaud, boisson qu'elle
continua pendant deux jours. A la suite de
ce remède les dents prirent une teinte jaunâtre, vacillèrent, et quelques-unes tombè-
rent; cela s'explique naturellement, on sait
qu'une femme en couches passe alternative-
ment du froid au chaud, et ce passage subit
a occasionné à cette jeune femme ce désordre toujours pénible à réparer. Ainsi, il ne
faut jamais prendre des boissons chaudes
lorsque le corps est froid, ni prendre non
plus, comme cela se pratique dans nos res-
taurants à la mode, des boissons à la glace
à la suite d'un potage ou de tout autre mets
sortant du feu.

Il ne faut pas non plus, lorsqu'on sort du
lit ou qu'on a chaud, se laver la tête à l'eau
froide, ni teindre les cheveux ou chercher à
faire disparaître les taches de la figure, ces
moyens répercussifs ne s'obtiennent qu'au
détriment de l'intérieur. J'ai vu un monsieur qui dernièrement vint me trouver, se
plaignant d'une douleur sourde et insupportable aux molaires; ce monsieur, bien qu'âgé

de cinquante ans, avait les dents parfaitement conservées; je visitai la bouche, les
dents étaient intactes; je lui demandai s'il
n'avait point fait usage de pommade pour
ses cheveux, ou s'il ne s'était point servi de
substance astringente : j'appris que la veille
il s'était teint les favoris, je lui donnai le remède que je crus convenable, lui annonçant
que s'il continuait à se servir de pareille
substance, il perdrait ses dents; il m'assura,
et je le crois, qu'il préférait ses dents à ses
cheveux, et qu'il n'emploierait plus sembla-
ble moyen.

Les causes externes qui altèrent et qui
enfin dégradent les dents sont en très-grand
nombre : les plus ordinaires sont l'usage
d'aliments trop froids ou trop chauds, les
diverses impressions de l'air, tous les efforts
qu'on fait faire aux dents, et qui en affais-
sent les fibres ou en font souvent éclater le
corps, les vapeurs de l'estomac et des poumons qui, en s'élevant, forment un limon
funeste aux dents, les restes des aliments
qui séjournent dans leurs interstices et qui

se corrompent; il est encore très-nuisible aux dents de trop se dégarnir la tête et de s'exposer au serein, ainsi que de dormir la tête nue, c'est de là que proviennent bien des fluxions; d'autre part, les ingrédients dont on use pour se conserver les dents, leur sont quelquefois très-contraires, il en est de même de quelques remèdes qu'on emploie pour en calmer la douleur, tels que l'encens, l'eau-forte et autres caustiques qui gâtent toutes les dents qu'ils touchent, ce qui fait voir combien il est important de ne point faire de remèdes qui ne soient bien connus ou prescrits par un dentiste expérimenté. L'usage excessif des sucreries contribue aussi à la destruction des dents; cet accident est presqu'inévitable à toutes les personnes qui manient ou travaillent les métaux, comme le cuivre, le vif-argent et le plomb, parce qu'il s'en détache toujours des particules arsenicales et corrosives qui s'attachent aux dents; enfin le peu de soin qu'on a de sa bouche, et la négligence à nettoyer, ainsi qu'à faire de temps en temps

2

visiter ses dents, causent insensiblement leur dégradation.

Le moyen de prévenir la carie des dents est de se nettoyer chaque jour la bouche; il faut donc, dès le matin, enlever avec un tuyau de plume tout ce qui peut s'être arrêté dans les interstices des dents, ensuite gratter sa langue, et passer dans sa bouche une petite éponge trempée dans de l'eau tiède, où l'on aura mis trois ou quatre gouttes de quelque eau balsamique; on porte cette éponge sur les gencives en appuyant un peu, et on la ramène à plusieurs reprises jusqu'à l'extrémité des dents, en dedans et en dehors de chaque mâchoire. Cette opération se fait successivement sur toutes les dents, et l'on retrempe de temps en temps l'éponge dans l'eau; par ce moyen on fait sortir le limon qui s'est introduit sous les gencives et dans les intervalles des dents. Si, après y avoir passé l'éponge, il y restait encore du limon, on l'emporte aisément avec la pointe ou le gros bout du cure-dent.

La propreté demande encore quelque soin après le repas, c'est l'affaire du cure-dent de rechercher les restes de la mastication qui peuvent être entre les dents, et l'on se rince la bouche avec de l'eau tiède. Cet usage, qu'il est aisé de convertir en habitude, doit n'être jamais négligé.

Quelques personnes s'imaginent que le cure-dent et l'éponge sont capables de déchausser les dents, rien de plus innocent au contraire, et d'un usage plus indispensable, car on aura beau se rincer la bouche ou s'essuyer les dents, on ne fera pas sortir le limon qui s'engage et s'amasse dans leurs interstices; or, les particules de limon que l'eau n'a point détachées, s'attachent aux dents vers la racine, s'y durcissent et compriment les gencives. A mesure que l'amas s'augmente, il les engorge et les détruit, c'est alors que les dents se déchaussent et bientôt s'ébranlent; de plus quand le limon est acide, il pénètre et ronge la dent même; enfin le séjour du limon ôte la fraîcheur de la bouche, et lui donne tôt ou tard une mauvaise odeur.

D'autres personnes ont pour principe qu'il est dangereux de faire saigner les gencives, mais le danger n'est évident que quand on les fatigue trop, car lorsqu'elles sont surchargées de sang, son séjour seul peut lui faire contracter un vice capable de gâter les dents, ou du moins de les déchausser et de les ébranler. Il est donc à propos de les dégorger avec un cure-dent de plume bien délié et une éponge fine, afin que les petits vaisseaux que sa plénitude obstruait, reprennent leur cours et leur ressort.

Les personnes replètes sont d'ordinaire les plus sujettes à avoir les gencives engorgées; elles doivent donc avoir l'attention de les faire saigner de temps en temps; il en est de même des personnes âgées : leurs gencives, dont la conservation est si nécessaire à celle des dents, sont presque toujours surchargées de sang, parce que les liqueurs ont perdu de leur fluidité naturelle,

et que la contraction des artères se fait
d'autant plus difficilement que leurs parois
étant plus épais et moins élastiques, ils con-
tribuent encore à ralentir la circulation ;
aussi c'est pour eux une nécessité d'évacuer
le superflu du sang qui croupit dans leurs
gencives.

Une attention que tous les dentistes doivent encore recommander, est de ne jamais
se rincer la bouche avec de l'eau trop
froide, ou d'y faire succéder tout d'un coup
rien de trop chaud, soit aliments, soit boissons, parce que ces deux extrémités causent
toujours du désordre, l'une en raréfiant et
en dilatant, l'autre en coagulant les liqueurs qui circulent dans les vaisseaux
dentaires.

On doit être fort réservé dans l'usage des
sucreries quelles qu'elles soient, et lorsqu'on en a mangé, pour enlever le suc vis-
queux qui s'attache aux dents, et dont l'a-
cidité les gâte, il faut se bien rincer la bouche avec de l'eau tiède.

Il faut absolument s'abstenir de casser

avec les dents les fruits durs et tout ce qui
a de la résistance, comme les noix, noisettes
ou noyaux, à peine d'en affaisser les fibres
osseuses, d'y occasionner des éclats, et con-
séquemment la carie, en un mot de s'exposer à les fêler, à les casser même, ou du
moins à les ébranler et à les luxer.

Il n'est pas moins dangereux d'employer
indistinctement toutes les drogues que dé-
bitent les charlatans, sous les noms d'o-
piats, de corail en poudre, de liqueurs anti-
scorbutiques, balsamiques et autres ; ces
drogues dont les distributeurs vantent ordinairement la vertu, soit pour ôter la douleur des dents et les empêcher de se gâter
et de déchausser, soit pour en faire recroître les gencives, détruisent immanquable-
ment à la fin les unes et les autres; ainsi
l'on ne doit absolument se servir que des
opiats préservatifs, et autres remèdes composés et appliqués à propos par un bon
dentiste.

Il y a d'ailleurs, pour éviter la perte ou
l'altération des dents, certaines précautions

dont on ne peut trop inculquer l'usage. Il s'agit : 1° de ne point s'exposer, en sortant d'un lieu chaud, à un air trop froid, sans se bien garnir la tête ; quelques personnes portent du coton dans les oreilles et s'en trouvent bien ; 2° de ne pas s'exposer non plus au serein, de ne pas dormir la tête nue, d'éviter les vents coulis et les lieux humides ou marécageux. Par cette attention sur soi-même, on évitera bien des fluxions, dont la plupart proviennent de quelqu'une de ces causes. Passons aux moyens de prévenir ou de détruire les causes internes qui gâtent les dents.

La première chose à observer pour la conservation des dents ainsi que pour la santé du corps, est un bon régime, de la sobriété, des aliments sains et de facile digestion sont la base de ce régime ; c'est la mastication qui prépare la digestion des aliments, il faut donc les bien moudre et les bien broyer avant la déglutition, afin qu'il s'en forme un chyle doux, fluide, et qui passe sans embarras dans le sang pour

nourrir et vivifier toutes les parties du
corps, car lorsque les aliments ne sont pas
suffisamment broyés dans la bouche, l'estomac ne saurait les cuire ni les digérer aisément; si, d'un autre côté, on le surcharge
et si on lui donne des aliments de difficile
digestion, le chyle qui en résulte est grossier, épais, chargé plus ou moins d'acides,
et devient par conséquent la source de différentes maladies; or, les dents ne tardent
pas à s'en ressentir, soit par la corruption
du fluide qui circule dans les vaisseaux, soit
par l'effet des vapeurs qui s'élèvent de l'estomac et des poumons, soit par l'âcreté de
la pituite ou par la viscosité de la salive,
toutes dispositions vicieuses dont se forme
un limon acide qui gâte et ébranle les
dents. Le moyen de les éviter est de faire
un exercice modéré, de ne point ni trop
veiller ni trop dormir, de tempérer ses pas-
sions, de ne point user avec excès de lai-
tage, de légumes, ni de viandes ou de poissons salés, parce que ces sortes d'aliments
ne produisent pas un bon chyle.

Ceux qui se trouvent attaqués de quelqu'affection scorbutique ou vénérienne doivent promptement travailler à la détruire, et ne point différer à se mettre entre les mains d'un docteur ; les personnes ou replètes ou cacochymes ne doivent point non plus négliger les remèdes généraux que leur prescrira la nature de leurs dispositions ; ils auront recours au dentiste lorsqu'il s'agira de dégorger leurs gencives pour les débarrasser du sang superflu ou de la lymphe acide qui peut altérer les dents. La saignée est aussi de temps en temps nécessaires aux femmes enceintes, tant pour la conservation de leur fruit que pour leur faire supporter plus aisément le fardeau de la grossesse, et pour empêcher que le sang menstruel qui se trouve retenu chez elles ne se porte aux dents, ne les gâte et n'y produise de vives douleurs, comme il arrive ordinairement : les femmes qui cessent d'être réglées, étant parvenues à ce temps critique, doivent aussi se faire saigner et purger de temps en temps pour empêcher que le sang ne se porte abondamment aux gencives, et qu'en les gonflant il n'y cause des fluxions et même la carie, ou qu'il ne les fasse périr par le seul ébranlement.

Les dents se gâtent de deux manières : de l'intérieur à l'extérieur et de l'extérieur à l'intérieur ; la carie qui commence par affecter l'émail est produite par quelque cause externe : on s'en apercevra de soi-même, si ce sont quelques dents apparentes que la carie ait attaquée en d'autres endroits que dans les parties latérales ; mais si c'est une dent reculée au fond de la bouche, on ne l'apercevra aisément que lorsque la maladie aura fait des progrès considérables.

Si, après n'avoir rien observé du régime et de la conduite que j'ai prescrits pour la conservation des dents, on néglige encore le secours du dentiste, ou si l'on n'y a recours que quand la carie est parvenue au canal, et que le mal se fait sentir, alors le nerf à découvert se trouve plus ou moins irrité suivant le degré d'acidité de l'humeur viciée qui s'y porte, ou suivant que le limon, la salive et les aliments qui y séjournent, s'y corrompent, pourrissent la dent et la détruisent complètement. Lorsqu'il y a quelque temps que les dents font mal, qu'on y a senti des élancements, et qu'on a négligé de recourir au dentiste dès que la rugine est introduite, elle fait d'ordinaire évacuer un abcès qui se trouve, soit dans le cordon, soit dans le canal, et la matière de cet abcès est sanguinolente lorsqu'elle n'est pas assez cuite, mais aussitôt que le fluide est sorti, le malade est soulagé.

Si l'abcès est bien formé, le cordon se trouve alors ordinairement tout-à-fait détruit, mais s'il n'y a qu'un engorgement et un gonflement, on tâche à l'instant de le détruire par le cautère actuel qu'on insinue jusqu'au fond du canal ; il est rare alors qu'on soit obligé d'y retoucher de huit ou dix jours, si ce n'est pour plomber la dent après en avoir ôté le coton.

Lorsque la dent ne fait plus de mal, que le cordon en est détruit et que le canal est vidé, il faut garnir exactement la dent avec des feuilles d'or ou du plombage, et cette dent se conservera nombre d'années ; il arrive cependant quelque fois que la dent, quoique bien plombée, devient douloureuse.

C'est alors le périoste qui cause le mal, et non le nerf qui n'existe plus ; il survient même assez souvent la première année une fluxion plus ou moins considérable suivant les dispositions du sujet, et qui se termine ordinairement par quelque petit abcès dans la gencive, mais à la moindre issue qu'on donne à la matière qui le forme, le malade se trouve guéri, il ne reste alors qu'un petit bouton fistuleux qui va et vient, mais qui n'a rien de dangereux, et l'on est quitte des douleurs de cette dent. Toutes les dents dont on a détruit le nerf sont sujettes à produire cet effet ; cependant il faut observer que quand, après la destruction des nerfs, il se forme quelque petit dépôt dans les gencives, les dents sont alors ordinairement exemptes de fluxion, au moyen du petit bouton fistuleux dont je viens de parler.

Les personnes qui ne voudront pas se soumettre à la guérison de leurs dents par la voie de la rugine et du cautère, et qui voudront s'en tenir à l'application des essences pour éviter certaines douleurs passagères, courent risque de s'en préparer de très-longues, surtout aux dents de la mâchoire supérieure, où par leur position l'essence ne peut jamais pénétrer assez profondément. Il est d'ailleurs incertain de pouvoir les guérir par la simple application du remède, parce que le nerf est quelquefois retiré vers le fond du canal, et qu'on ne peut guère compter sur l'efficacité des essences, même aux dents de la mâchoire inférieure, quoique leur pente naturelle favorise l'action des liqueurs. En effet, on voit assez souvent qu'après avoir fait usage de ces essences pendant six mois, et même des années entières, il en faut venir à l'extraction des dents. Cependant, lorsqu'on peut gagner un temps si considérable, on les conserve pour la plupart et l'on parvient à les plomber sans douleur, soit que les nerfs

aient été détruits par l'essence, par la force
du mal et par les fluxions qui surviennent
pendant l'application des remèdes, et qui,
en gonflant le cordon, le font assez souvent
périr, soit que l'humeur acide qui produit
les douleurs ait cessé de se porter aux parties nerveuses, ou les ait détruites; enfin,
après avoir bien souffert et avoir supporté
le mal avec plus ou moins de patience, on
se trouve insensiblement guéri ; mais il arrive quelquefois, par les dispositions du sujet ou par la grande acidité de l'humeur,
qu'on est forcé, par la violence du mal, de
sacrifier la dent. Il faut cependant observer
que les essences et toutes les liqueurs spiritueuses, étant résolutives dans le cas d'inflammation et d'engorgement du cordon,
elles peuvent les résoudre et les dissiper, ce
qui soulage le malade pour quelques mo-
ments. De plus, les essences sont un peu
caustiques et dessicatives, en sorte que si le
nerf est déjà entamé ou excorié, soit par la
rugine, soit autrement, elles peuvent mor-
dre davantage et le détruire plus prompte-

ment, mais il faut que le malade soit patient, et qu'il puisse supporter les douleurs
très-vives que fait quelquefois le nerf avant
de périr.

Toutes ces causes qui produisent de vives
douleurs, rendent la destruction des nerfs
difficile et quelquefois impraticable, ce qui
oblige d'ôter la dent pour tranquilliser le
malade; cependant si cette dent n'est point
tout-à-fait gâtée et si elle peut tenir le
plomb, il faut la conserver, tant pour la
mastication qui est une fonction essentielle,
que pour empêcher les joues de creuser et
prévenir la perte des dents de devant; car
lorsqu'on est privé des molaires, le choc des
dents de la mâchoire inférieure sur celles
d'en haut fait qu'elles s'ébranlent récipro-
quement et qu'elles s'usent les unes les autres. En général on ne peut trop s'attacher
à chercher tous les moyens possibles d'é-
viter l'extraction des dents quelles qu'elles
soient et en quelqu'état qu'elles se trouvent.
Si la dent gâtée est une dent de devant, il
faut toujours la conserver, en détruisant les

parties nerveuses par tous les moyens dont on a parlé.

Lorsqu'une incisive ou une canine est tellement gâtée qu'elle en est noire et difforme, si l'on est forcé de l'ôter par la seule douleur qu'elle produit sans aucune autre maladie à la gencive ou à l'alvéole, il faut au moins ménager sa racine pour y ajouter une dent à pivot. On doit faire la même chose lorsqu'il reste une racine dont la dent s'est détachée, soit par l'effet de la carie, soit par quelque chute ou autre accident. On voit assez souvent, comme je l'ai dit, qu'après une fluxion violente et un dépôt dans la gencive produit par une dent gâtée, aussitôt que la matière est évacuée la dent ne fait plus aucun mal, mais devient de temps à autre un peu molle, un peu douloureuse, ce qui ne dure pas longtemps, et même assez souvent n'empêche point de manger sur cette dent ou sur la racine. Dans ce cas il faut retrancher avec la rugine et avec la lime la portion de la dent ou de la racine qui est affectée, la séparer de la dent

voisine qu'elle gâterait infailliblement, et la
bien plomber. Bien des personnes qui ont
eu plusieurs dents cassées, en ont conservé
les racines qui leur rendent de bons services
et presqu'autant que les dents, il ne fau-
drait donc ôter ces racines que quand elles
sont devenues trop douloureuses ; or, en ce
cas, quand une personne veut se faire ôter
des dents, ou seulement des racines, parce
qu'elles font dans sa bouche un effet désagréable, ou dans la crainte qu'elles n'en
gâtent d'autres, le dentiste doit lui repré-
senter le tort qu'elle peut se faire, attendu
qu'il y a des moyens pour empêcher que
les racines ou les dents gâtées n'affectent
leurs voisines, outre qu'il y a certaines
dents gâtées et certaines racines desquelles
cet effet n'est point à craindre.

Enfin, il faut qu'un bon dentiste n'ôte les
dents que dans le cas où leur extraction est
absolument nécessaire, et après avoir mis
en usage tous les remèdes différents, toutes
les opérations qui peuvent en procurer la
conservation. Quand j'ai insisté sur l'impor-

tance qu'il y a de conserver les molaires, on doit à plus forte raison sentir combien il est utile de conserver les dents de devant.

DES MALADIES DES GENCIVES.

Les maladies des gencives comprennent : le gonflement, l'époulis ou accroissement, le paroulis ou abcès, les ulcères, les fistules, le scorbut, la gangrène et le sphacèle.

Le gonflement des gencives est causé par une infiltration d'humeur qui produit tension, allongement et gonflement, cette maladie est de peu de conséquence.

Les excroissances surviennent après quelqu'excoriation ou ulcération des gencives, produite par un vice de l'humeur sébacée qui suinte des glandes ou lacunes des gencives ; cette humeur venant à s'épaissir séjourne dans les glandes qui la contiennent, les grossit, et donne lieu à des tubercules et aux compulsions des veines voisines, ensuite devenant plus âcre, elle ronge et déchire ses propres réservoirs

après les avoir endurcis, ce qui forme aux
gencives des ulcères, des abcès, des suppu-
rations ulcéreuses, et occasionne des douleurs, des ébranlements, des caries, des
chutes des dents, surtout lorsque le pus
gagne la membrane qui tapisse le parois
intérieure de l'alvéole, et qui revêt les racines des dents.

L'époulis, ainsi nommé des Grecs, est
une véritable excroissance de chair, ou
une espèce de tubercule particulière à la
gencive, elle est souvent douloureuse et
accompagnée de fièvre ; cette excroissance
vient d'une plaie, d'un ulcère ou d'une
simple ulcération des gencives occasionnée
par le vice du sang, par celui des sucs qui
en arrosent la substance.

Le paroulis ou abcès des gencives se
manifeste ordinairement entre les gencives
et la partie inférieure de la joue ; il s'annonce
par une inflammation que produit la carie
de quelques dents, celle de l'alvéole ou
quelque coup ; il peut provenir aussi d'un
sang bilieux et échauffé ou d'un vice de

l'humeur sébacée dont nous avons déjà
parlé. L'une ou l'autre de ces causes suffit
pour irriter les esprits animaux et nuire à
leur circulation, ainsi qu'à celle des liqueurs
qui coulent dans les vaisseaux des gencives
et dans ceux de leurs parties voisines, que
leur engorgement fait gonfler au point que
souvent elles se rompent, d'où il arrive que
l'humeur s'épanche et forme cette tumeur
plus ou moins profonde, dont la matière
corrosive ronge et détruit l'os maxillaire,
et ses enveloppes membraneuses et nerveuses; cette tumeur ou abcès se refond
souvent, mais lorsqu'elle abonde en sang
épais et grossier, elle vient à suppu-
ration.

Les ulcères de gencives proviennent du
vice de la mucosité de la bouche, de celui
du sang ou de la salive dépravés, d'une
érosion ou éruption, ou d'une cause vénérienne; ils peuvent aussi être produits par
les affections scorbutiques. Les ulcères vé-
nériens sont de figure ronde, presque toujours calleux et fort longs à guérir; les ul-

cères scorbutiques sont angulaires et souvent sans callosité.

La fistule est ainsi nommée par la ressemblance que son orifice et son sinus ont avec l'embouchure et la cavité de la flûte, appelée en latin *fistula*. La fistule des gencives est un ulcère dont l'orifice est étroit et le fond fort spacieux, on y trouve souvent des sinus caverneux, des callosités, des duretés et des caries qui détruisent l'os maxillaire jusqu'au sinus ; j'ai guéri plusieurs fistules qui perçaient la joue. Cette maladie est souvent l'effet du vice des liqueurs qui arrosent la bouche, de l'époulis, du paroulis, d'un ulcère, d'un abcès, d'une fluxion, d'une tumeur négligée ou maltraitée, ou enfin de la carie des dents.

Souvent les causes vénériennes et le sang corrompu par les virus produisent à la membrane pituitaire des polypes fongueux et des ulcères calleux ou carcinomateux, et des pustules qui occasionnent des ozènes et des ulcérations malignes, d'où il arrive que

les lames spongieuses des narrines, et les
os triangulaires du nez et le vomer sont
rongés ou détruits par la carie. J'ai vu de
ces sortes de polypes et des carcinomes
remplir le sinus maxillaire par leur gonflement, et former une forte pression à la
joue, d'où s'en suivaient des douleurs si
vives que les malades se déterminaient à se
faire tirer du côté malade plusieurs molaires supérieures qui n'étaient nullement
cariées. Des gens peu versés dans cet art
les soupçonnaient être la cause de ces maladies qu'ils caractérisaient de fluxions,
occasionnées par la prétendue carie de ces
dents que l'âcreté du sang, de la lymphe et
des liqueurs qui arrosent la bouche avaient
noircies; il résulta de l'extraction de ces
dents que ces excroissances passèrent du
sinus maxillaire par les alvéoles, et formè-
rent des masses fongueuses et carcinoma-
teuses, qui effrayèrent si fort les malades,
qu'on me vînt chercher pour remédier à
ces inconvénients. Je fis les opérations nécessaires, j'administrai les remèdes conve-

nables à ces sortes de maladies. Je m'é-
tendrai plus au long sur cette matière dans
le recueil de mes observations.

Le scorbut est moins une maladie simple
qu'une complication de maladies qui ont
pour cause l'altération et l'épaississement du
sang et de la lymphe, chargé l'un et l'autre
d'un sel grossier ; les fluides acquièrent ce
vice par la respiration d'un air marin extrêmement froid ou trop renfermé, ou par le
grand usage des aliments salés, secs et de
mauvaise qualité, et par l'abondance du
vin et de la bonne chère.

Cette maladie attaque communément les
gens de mer ou ceux qui, dans le cours
d'une longue navigation, sont réduits à l'u-
sage des aliments salés et qui tiennent des
mauvaises qualités de l'air. Les peuples qui
habitent l'Angleterre, la Hollande, la Suède,
la Norwège, les côtes de la mer septentrio-
nale, les lieux froids et trop aquatiques, sont
très-sujets au scorbut, ainsi que les personnes
mélancoliques ou attaquées d'affections hy-
pocondriaques et d'affections hystériques.

Le scorbut commence par la dépravation des sucs de l'estomac, qui ne sont plus assez subtils pour pénétrer les aliments et faire une bonne digestion, en sorte que le chyle, devenu âcre et salin, souffre des fermentations violentes et vicieuses dans les premières voies, ce qui cause d'abord des maux de cœur, des rapports, des gonflements et souvent des coliques. Le sang et la lymphe s'épaississent ensuite et se chargent peu à peu de sels grossiers, dont le mélange vicieux nuit à leurs fonctions naturelles, forme des obstructions, aigrit la salive, rend les gencives douloureuses, les enflamme et les fait gonfler ; le sang et la lymphe épaissis distendent excessivement la partie membraneuse des gencives, et en déchirent les vaisseaux et les fibres. Elles deviennent, par ce moyen, sujettes à saigner pour peu qu'on les touche, et même à des hémorragies considérables après l'extraction des dents.

Cette maladie occasionne de grandes démangeaisons aux gencives, les détache des dents, et les rend fongueuses ou remplies d'ulcères qui jettent une humeur sordide et très-puante, quelquefois elles sont attaquées de la gangrène et du sphacèle dont nous parlerons ci-après.

La dépravation du sang scorbutique, l'âcreté et les parties salines de la lymphe rongent les fibres et les vaisseaux, et causent un épanchement de liqueurs corrosives et scorbutiques qui carient les dents, les alvéoles et les os maxillaires, à proportion de la quantité et du progrès des humeurs, d'où il s'ensuit que la carie de l'os de la mâchoire devient quelquefois si considérable, que l'exfoliation emporte une grande partie de l'alvéole et du corps de l'os maxillaire, ce qui met le sinus à découvert et produit des fistules très-difficiles à guérir.

Le sang et la lymphe scorbutiques, ne pouvant procurer aux esprits la facilité de se diviser en suffisante quantité pour en retenir les parties dans leur tension et dans leur équilibre ordinaires, occasionnent par là des faiblesses, des abattements, des lassitudes, des langueurs ; lorsque le mal est invétéré, il dégénère en phthisie, en hydropisie, et même en apoplexie.

Dans la gangrène, la gencive qui était ferme et tendue devient molle, lâche, brune, froncée et presque insensible, la membrane s'affaisse de plus en plus, cède à l'impression du doigt et se couvre d'ampoules ou de vésicules remplies d'une sérosité jaune et rouge, dont la base est noirâtre.

Dans le sphacèle, la gencive devient livide, noire, fétide, sans sentiment, sans chaleur et sans pulsation, elle se détache des dents et des alvéoles, tombe en mortification et rend une odeur cadavéreuse. Ces maladies détruisent les nerfs qui portent le sentiment aux gencives, ainsi que les artères, les veines et les vaisseaux lymphatiques qui servent à la circulation du sang et de la lymphe, dont cette partie est arrosée, et elles rongent les filets tendineux qui forment le tissu de la gencive.

Mais sans m'arrêter à décrire les causes internes et externes qui occasionnent ces maladies, je vais parler seulement de deux principales.

La première cause de la gangrène est l'inflammation ou l'amas du sang et de la lymphe qui gonfle et distend excessivement la gencive, qui déchire et détruit les vaisseaux et les fibres ; la seconde est l'œdème ou l'amas et le séjour d'une lymphe trop âcre et extrêmement salée, qui, par sa sérosité, relâche d'abord les fibres les plus délicats et les vaisseaux les plus fins, et qui ensuite les déchire et les ronge par l'âcreté des parties salines dont elle est chargée. L'action de la première cause agit plus vîte que la seconde, mais plus superficiellement. Lorsqu'elles sont réunies, elles font des progrès rapides et attaquent en peu de temps les parties solides ; la gangrène imminente ne ronge et ne déchire qu'un trèspetit nombre de fibres les plus fins, et ne cause que très-peu de diminution aux ressorts de la chaleur, la fermeté et à la sensibilité de la partie affectée.

A mesure que la gangrène augmente,

l'action des causes qui la produisent fait
des progrès qui déchirent et rongent des
fibres plus grosses et en plus grand nombre,
ce qui donne lieu à la partie la plus sé-
reuse du sang et de la lymphe de s'échap-
per de leurs vaisseaux, de soulever la membrane de la gencive aux endroits où elle est
le moins tendue , et d'y former des ampoules ou vésicules remplies de cette sérosité qui est ordinairement jaune quand elle
est pure, et rouge lorsqu'il s'y mêle quelques gouttes de sang.

Dans le sphacèle, la partie la plus épaisse
du sang et de la lymphe , se trouvant rete-
nue et mêlée avec les lambeaux des fibres
des membranes et des vaisseaux détruits ,
ils forment ensemble une matière noire, pu-
rulente et d'une odeur fétide , qui est ordinairement épaisse lorsqu'il y a inflammation, mais qui, au contraire, devient liquide
si la partie est sans chaleur , et si les fibres
et les vaisseaux en sont relâchés par l'â-
creté de la lymphe qui domine.

Les degrés de la gangrène commençante

et de celle qui dégénère en sphacèle sont aisés à connaître par les signes que j'ai rapportés dans la description ci-dessus.

La gangrène imminente des gencives et celle qui provient d'une cause extérieure sont faciles à guérir ; la gangrène confirmée est dangereuse en ce qu'elle se répand avec beaucoup de célérité, et que, dégénérant en sphacèle, elle n'est curable que par l'extirpation.

REMÈDES A CES MALADIES.

Pour travailler efficacement à remédier aux accidents qui surviennent à la bouche, il faut posséder parfaitement l'anatomie de cette partie , et avoir des notions claires et certaines de la pratique chirurgicale qui renferme en général quatre opérations importantes, qui sont la sinthèse ou réunion , la diérèse ou séparation, l'exhérèse ou retranchement des choses superflues, et la prothèse ou addition aux parties qui manquent.

La première de celles qui concernent

l'art du dentiste a pour objet de rapprocher les parties séparées et de les mettre dans leurs places naturelles (ce qui se pratique à la réunion des plaies de la bouche), de joindre les gencives avec le collet des dents, et de réduire les os de la mâchoire qui sont fracturés.

La deuxième est la division ou la séparation des parties contenues, comme l'incision des gencives lorsqu'elles sont trop gonflées et remplies de sang, l'ouverture des abcès, des tumeurs et des fistules, le trépan d'une dent et l'application des cautères.

La troisième consiste à procurer la sortie de quelque partie, soit liquide, soit solide, par exemple, lorsqu'on a incisé les gencives avec la lancette, il en faut faire couler le sang qui les gonfle. Après l'ouverture des abcès, des tumeurs, des fistules, on doit en évacuer le pus, la sanie, le sang extravasé, et emporter les duretés des sinus ; après l'application des cautères potentiels et actuels, il faut procurer la chute des scarres, ne laisser aucun corps étranger qui puisse, par son séjour, causer de fâcheux accidents, et enfin extirper les dents cariées et leurs racines.

La quatrième est une addition de quelque chose d'artificiel, comme des dents postiches, des dentiers, des obturateurs.

GONFLEMENT DES GENCIVES.

Le gonflement des gencives exige souvent que les dents soient nettoyées, et que l'on ait grand soin d'ôter le tartre qui s'insinue entre l'une et l'autre, il n'est pas moins nécessaire de couper les portions excédentes des gencives avec des ciseaux bien pointus, soit courbes, soit droits, et de les scarifier avec la pointe d'une lancette enveloppée d'une bandelette depuis le milieu de sa châsse jusqu'à la pointe, tant pour la mieux affermir que pour ne point effrayer la personne sur laquelle on opère, cette scarification sera plus ou moins profonde et réitérée selon le gonflement des gencives ; pendant cette opération et en nettoyant les dents, s'il y a du tartre, on fera fréquemment rincer la bouche du malade avec de l'eau tiède pour faciliter l'évacuation du sang et de l'humeur infiltrée dans les gencives. Cette opération faite, on se gargarise la bouche trois fois par jour, pendant une semaine entière, avec du vin rouge dans lequel on aura fait bouillir de la petite sauge de Provence, de la poudre de gland de chêne , de l'écorce de grenadier et une pincée de roses rouges.

ÉPOULIS.

Il faut extirper cette excroissance le plus près de la gencive qu'il sera possible , en évitant de mettre l'os de la mâchoire à découvert de crainte d'occasionner la carie en l'exposant à l'air et aux impressions visqueuses ou corrosives des sucs qui arrosent la bouche ; si l'os était carié, on découvrirait totalement la carie et l'on procéderait promptement à sa guérison, suivant la méthode que j'ai indiquée.

Si, après l'opération, il survient une hémorragie, on appliquera sur la plaie un ou plusieurs plumeaux trempés dans l'eau astringente, dont je donne la composition ci-après, on appliquera plusieurs compresses graduées pour remplir l'espace qui se trouvera entre la plaie et la joue, on fera ensuite fermer la bouche au malade, et on lui comprimera la joue sur la gencive par le moyen d'un bandage pour se rendre maître de l'affluence du sang.

Après la première opération ou après l'hémorragie arrêtée, s'il en survenait une, le malade se rincera la bouche quatre fois par jour avec du vin rouge dans lequel on aura fait bouillir des racines de buglosse, des feuilles d'aigremoine, du plantain, et où l'on mettra vingt-cinq gouttes de mon élixir pour chaque verre de vin, ce que l'on continuera jusqu'à parfaite guérison.

Dans l'intervalle où le malade se gargarisera la bouche, il faudra appliquer sur la plaie un nouveau plumeau trempé dans ce vin, à moins qu'il ne se forme de nouvelles

3*

excroissances , auquel cas on suspendrait l'usage du gargarisme pour consumer ces chairs superflues par l'application du cautère actuel ou de la pierre infernale assujettie sur sa monture, pour éviter les désordres que cette pierre ferait dans la bouche ou dans l'estomac si elle s'échappait des doigts ou des pincettes, et qu'on vînt à l'avaler.

Les remèdes pour ce dernier accident sont le lait et l'huile que l'on fait avaler en quantité, on peut aussi faire prendre 110 milligrammes de tartre stibiée , et donner encore du lait ou de l'huile au malade après ce vomitif.

PAROULIS.

Après avoir réitéré la saignée on donnera des lavements émollients, tempérants et un peu laxatifs , on ordonnera une diète convenable au malade, puis on lui fera gargariser souvent la bouche avec du lait tiède dans lequel on aura fait bouillir des

feuilles de mauves, de guimauve, de plantain, de violette, un peu de celles de mer-
curielle et de pariétaire , une cuillerée
d'orge et des figues grasses ; ensuite on
mettra la moitié d'une de ces figues sur la
gencive à l'endroit de l'abcès.

S'il y a quelques dents cariées, il ne faut
pas négliger de les tirer, pourvu néanmoins
que l'état de la partie affligée le permette ;
souvent cette opération, lorsqu'elle est faite
à propos, fait disparaître le dépôt. On frottera chaudement la joue avec égale partie
d'huile de lys, de lin, de rose, d'hipericum
et d'onguent d'althéa, on appliquera par
dessus une feuille de papier brouillard et
une compresse chaude soutenus sans compression par un bandage contentif.

Lorsque la matière sera évacuée par les
moyens ordinaires, il faudra faire gargariser la bouche du malade avec une décoction de feuilles d'aigremoine, de rose
sèche, de plantain et de petite sauge de
Provence, avec du vin miellé, on mettra
dans chaque verre de ce gargarisme, au

moment où l'on voudra s'en servir , trente gouttes de mon élixir , on pourra même en seringuer doucement dans la cavité pour déterger la plaie , et l'on continuera jusqu'à parfaite guérison. Si les alvéoles sont cariés , et que le sang et la lymphe soient viciés , on se servira des moyens décrits ci-après pour la carie , et l'on agira de concert avec le médecin pour emporter la cause du vice des liqueurs et le virus.

ULCÈRES.

Il faut détruire la cause universelle et la cause locale , et observer un régime de vie tempéré et raffraichissant. Pendant qu'on traitera l'intérieur , le malade se rincera la bouche au moins douze fois par jour avec le remède suivant : prenez racine d'aristoloche ronde et gayac râpé , de chacun 15 grammes, feuilles de sanicle, de brunelle, de bétoine, de chèvre-feuille, de chardon béni, de petite sauge, de buglosse ou de petite consoude, de chacun le quart d'une

poignée, fleurs de troène et roses sèches,
de chacune une demi-poignée, feuilles et
fruits de petite ronce, une demi-poignée,
ache et arrête-bœuf, de chacune deux
plantes, faites bouillir le tout pendant un
petit quart-d'heure dans trois litres d'eau,
puis l'ayant passé, ajoutez dans la colature
miel rosat, 120 grammes teinture de
myrrhe et d'antimoine, de chacun 15
grammes, sucre candi, 60 grammes de
camphre, et 120 grammes de mon élixir.

Chaque fois que le malade rincera sa
bouche avec ce remède, on y trempera un
petit linge fin qu'on appliquera sur l'ulcère,
observant qu'il faut le changer autant de
fois qu'on se gargarisera, c'est-à-dire toutes les heures ; lorsqu'on donnera quelques
aliments au malade, on lui fera ôter le
linge pour éviter qu'il ne soit entraîné par
la déglutition. Ensuite il lavera encore sa
bouche avec le gargarisme ci-dessus pour
emporter les impressions de l'humeur vis-
queuse qui pourrait passer dans l'estomac
et causer un dérangement total à la santé.

Lorsque les ulcères seront malins, on les touchera quatre fois par jour avec un pinceau trempé dans la décoction suivante : mettez dans deux cuillerées de mon élixir phlegme de vitriol, crême de camphre et de sel corail, de chacun 630 milligrammes, teinture d'antimoine et de myrrhe, de chacune 4 grammes.

FISTULE.

Pour procéder à la curation de la fistule, on doit corriger le vice du sang et de la lymphe, puis ôter les dents ou les racines cariées qui produisent souvent cette maladie, ensuite on dilate et l'on débride la fistule et le sinus jusqu'au fond, on enlève les callosités ou on les consume par l'application réitérée de la pierre infernale, dont on dirige l'effet comme on veut ; si ce caustique ne suffit pas, il faut avoir recours au cautère actuel. Les callosités étant totalement détruites et le fond de la fistule bien à découvert, on la déterge avec la décoc-

tion que j'ai employée ci-devant pour gargariser la bouche après l'évacuation de la
matière du paroulis ; ce remède facilite la
réunion des parties divisées , consolide les
chairs et cicatrise la fistule ou l'ulcère. S'il
y avait carie à l'alvéole ou à l'os de la mâchoire , on se servirait des moyens sus-
indiqués.

SCORBUT.

Pendant que les médecins administreront
les remèdes propres à corriger les mauvais
sucs de l'estomac , et à diviser la masse du
sang d'avec les sels âcres et grossiers qui y
abondent, tandis qu'ils diminueront les
symptômes de la maladie en rendant la
circulation du sang libre, on travaillera à
dégonfler les gencives par des scarifications
réitérées ; après en avoir coupé toutes les
parties prolongées ou celles qui seront totalement détachées des dents , et avoir en-
levé le tartre qui d'ordinaire s'insinue entre l'une et l'autre, on appliquera sur les
gencives un linge fin trempé dans une lotion

dessicative, puis on changera ce linge le matin, à midi et au soir, pendant six jours, ayant soin, avant de substituer un autre linge imbibé dans ladite lotion, de se bien rincer plusieurs fois la bouche avec le gargarisme dont on va trouver la recette.

On suivra le même ordre avant de porter aucun aliment à sa bouche, pour empêcher que la salive sanieuse et scorbutique ne déprave le ferment de l'estomac et qu'elle n'en irrite les fibres, par cette précaution on évitera encore que cette même salive ne passe en quantité dans les vaisseaux sanguins par la voie du chyle, et qu'elle n'augmente l'âcreté des sels dont le sang est déjà chargé, ce qui rendrait cette maladie rebelle à la guérison. En supprimant l'application du linge au bout de six jours, on ordonnera au malade de rincer sa bouche au moins d'heure en heure avec ce même gargarisme, et de continuer pendant un mois, surtout avant et après le repas.

REMÉDES POUR DÉTRUIRE LES ULCÈRES SCORBUTIQUES.

Phlegme de vitriol, teinture d'antimoine, sel de corail, miel rosat, de chacun 15 grammes, trois grammes de camphre et six gouttes d'esprit de sel tempéré, dissous dans 30 grammes de mon élixir anti-scorbutique.

Si les os de la mâchoire sont cariés, après s'être assuré de la malignité des différentes causes de ces caries, de leur étendue et de leur profondeur, en les mettant à découvert on en arrêtera le progrès, tant en attaquant la cause interne dont les callosités sont souvent les symptômes, que par l'application réitérée du cautère actuel ou du potentielle, en ménageant toujours les muscles releveurs ou abaisseurs de la mâchoire; si la carie n'est pas considérable, on s'en tiendra seulement à l'application de la pierre infernale qui suffit pour procurer l'exfoliation, il arrive souvent que les huiles de canelle, de girofle, etc., ou l'esprit-de-vin dans lequel on aura mis infuser de l'euphorbe, ou du camphre, suffisent pour procurer l'exfoliation des caries superficielles.

REMÉDES POUR LA GANGRÈNE.

Pour arrêter les progrès de la gangrène, il faut remédier promptement à l'engorgement des vaisseaux, en facilitant la circulation du sang et de la lymphe par des scarrifications plus ou moins profondes qui donnent un libre cours à ces liqueurs, dont le séjour déchire et ronge les réservoirs qui les contiennent ; ensuite on rétablira la réunion, la fermeté, l'électricité et l'oscillation ordinaires des vaisseaux relâchés par une trop grande dilatation, ou ramolis par l'excès des sérosités, en bassinant les gencives d'heure en heure avec une éponge imbibée de mon élixir, dans lequel on aura fait dissoudre du sel ammoniac et du camphre, et à son défaut, on se servira de la lotion suivante dont les efforts pourtant sont moins prompts.

Prenez teinture de myrrhe, de petite centaurée, de scordium, de thym, de romarin et d'absinthe, de chacune 30 grammes, que vous mêlerez avec 250 grammes d'eau-de-vie dans laquelle on aura dissous 3 grammes de stirax, autant de camphre et 60 grammes de sucre candi.

Dans les intervalles où l'on bassinera les gencives, on y appliquera un linge imbibé dans mon élixir ou dans la lotion ci-dessus, pour ranimer le mouvement des vaisseaux et la circulation des humeurs par le picotement, par la chaleur et par la sensibilité que causent ces liqueurs spiritueuses ; on continuera l'application ou l'usage de ce remède jusqu'à ce qu'on ait guéri radicalement la gangrène et rétabli le mouvement vital des gencives, on aura soin pendant tout ce temps d'employer les moyens capables de détruire les causes antécédentes de cette gangrène. Si elle était considérable, on toucherait légèrement les gencives avec le beurre d'antimoine ou l'huile glaciale de vitriol, purs ou mêlés suivant le degré ou caractère de la gangrène et le conseil d'un habile médecin. Je me suis aussi servi du cautère actuel appliqué plus ou moins chaud et légèrement, mais il faut agir avec prudence et connaître parfaitement l'état de la maladie, pour ne pas arrêter le cours des humeurs par une chaleur immodérée et occasionner le sphacèle qui ne se guérit, comme je l'ai dit, que par l'extirpation.

Tous ces remèdes que nous avons longuement énumérés, peuvent, comme on le voit, être appliqués sans le secours du médecin, et apporter une solidité plus grande aux dents, comme aussi donner une fraîcheur vermeille aux lèvres et aux gencives.

Maintenant que nous avons fait connaître les maladies qui affectent la bouche et que nous avons indiqué leur remède, nous devons dire que souvent le mal s'empire par l'application de pièces artificielles vicieusement construites ; il ne s'agit pas d'être dentiste habile, il faut encore être habile méca-

nicièn, et malheureusement la plupart des
dentistes ont négligé et négligent cette partie si importante de l'art du dentiste, de là
vient que les plaques placées aux gencives,
maladroitement adaptées , grossièrement
travaillées, sont pour le patient un foyer
d'infection et de miasmes, et pour ceux qui
l'écoutent l'effroi de la peste. Aussi quelques dentistes, honorablement connus, ont-
ils depuis quelques années cherché à donner plus de légèreté, plus d'habileté à leurs
pièces artificielles, ont-ils rempli le but
qu'ils se proposaient? les plaques qu'ils ont
travaillées avec le plus grand soin ont-elles
garanti la bouche du malade de toute odeur
désagréable? Malheureusement l'expérience
a prouvé et prouve le contraire. Nous
voyons tous les jours des charlatans annon-
cer des opiats, des élixirs, des eaux mira-
culeuses qui, disent-ils, conservent l'émail,
empêchent la chute des dents, entretiennent
leur blancheur et font disparaître toute douleur, en donnant à la bouche la plus déli-
cieuse fraîcheur. Les personnes assez cré-

dules pour ajouter foi à ces remèdes uni-
versels, méritent d'être trompées, le bon
sens ne permet pas de croire à pareille puis-
sance; mais s'il n'est pas donné à la puis-
sance humaine de faire renaître les dents,
elle est parvenue, à force d'étude et d'expérience, non-seulement à les remplacer, mais
encore à donner aux dents artificielles l'ap-
parence des dents naturelles, et même leur
pouvoir dans la mastication et leur utilité.

C'est moins au dentiste qu'au mécanicien
qu'appartient ce travail, disons-le, pourtant
il faut, pour obtenir un bon résultat, que le
mécanicien soit habile dentiste, ou plutôt
que le dentiste soit habile mécanicien, et
malheureusement il faut reconnaître que
cette partie si importante du mécanisme de
la bouche est entièrement ignorée de la
plupart des dentistes; de là ces pièces mal
exécutées, mal jointes, apportant à la bouche un foyer de corruption et de fétidité.
C'est pour obvier à cette lacune de la
science que, depuis plus de dix ans, l'auteur s'est appliqué à trouver un moyen de

porter remède aux vices de la bouche sans altérer l'intérieur, en donnant aux pièces artificielles toute la force, l'élégance de la nature, ce moyen est la construction des pièces sans plaque. On conçoit qu'une plaque, si habilement faite qu'elle soit, ne peut empêcher la salive d'y pénétrer, laquelle jointe aux restes d'aliments engendre bien vîte la corruption, à moins toutefois que l'on puisse la mettre et l'ôter avec facilité.

Le nouveau procédé de M. FANTON mérite toute l'attention des personnes qui ont besoin du dentiste.

Ces pièces faites sans plaque sont, comme les dents, moulées sur la bouche du malade, et la jonction est si parfaitement accomplie, que l'auteur met au défi la reconnaissance des dents artificielles avec les naturelles, cela s'explique par le moulage ; l'objet manquant encaisse si complètement la partie vide, qu'il ne paraît pas seulement la suite des dents naturelles, mais fortifie encore les dents saines, qui trouvent ainsi appui et résistance.

Ce procédé a encore l'avantage de n'occasionner aucune douleur, M. FANTON l'ayant expliqué plus haut, ne fait jamais l'extraction des racines ; le travail se fait extérieurement et non intérieurement, partant aucune souffrance.

M. FANTON engage tout lecteur ayant besoin du dentiste à visiter son atelier, il verra avec quelle rapidité se font, à l'aide du moulage, les pièces artificielles, il sera convaincu, à l'examen du travail, qu'il y a tout à la fois sécurité et solidité.

FIN.

Pour paraître incessamment :

DE

L'EXTRACTION DES DENTS

Par l'électricité.

Imp. CHENU, rue Croix-de-Bois, 21, à Orléans.

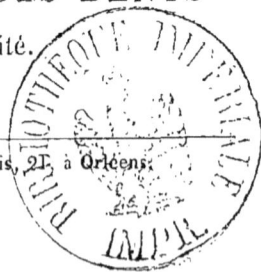

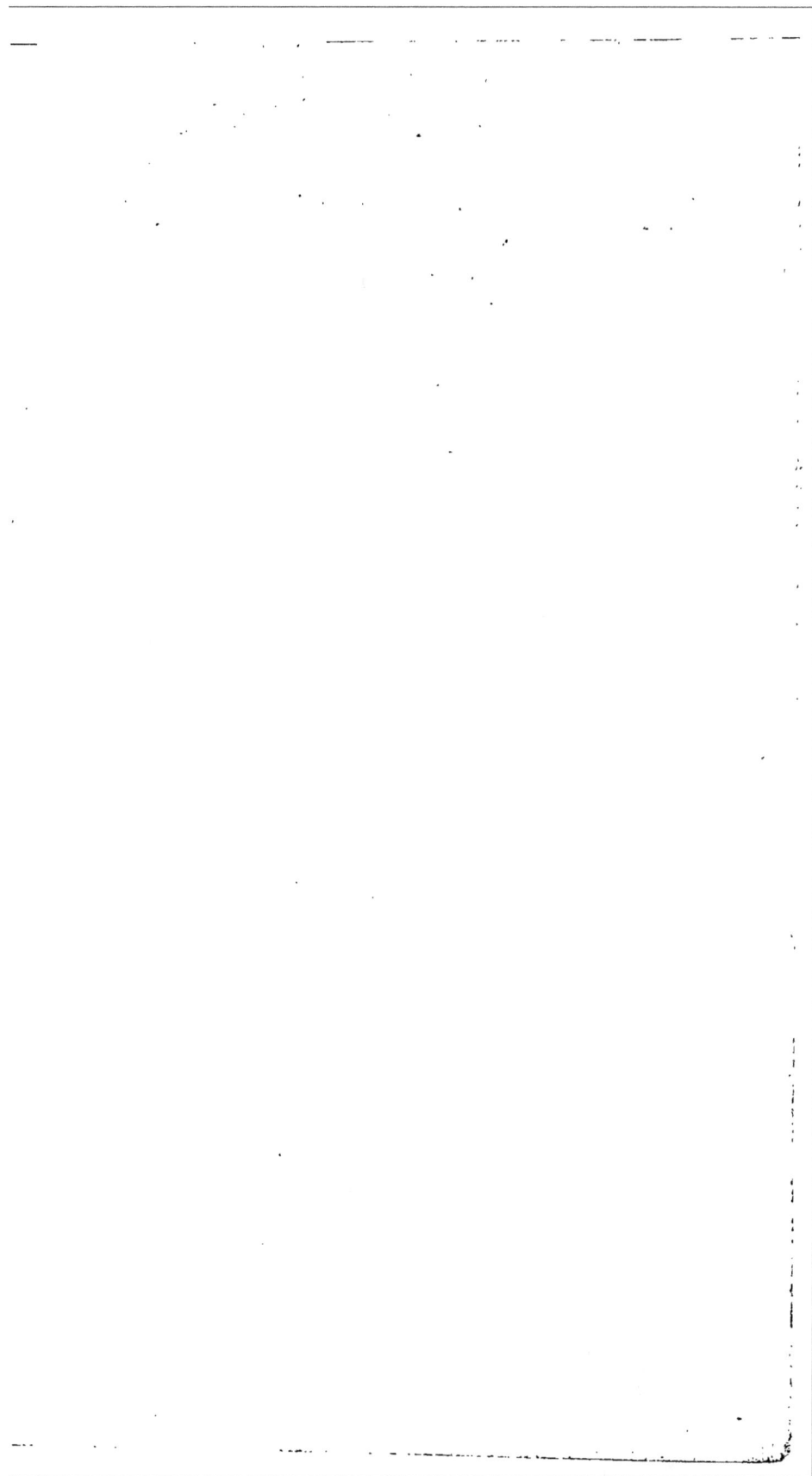

www.ingramcontent.com/pod-product-compliance
Lightning Source LLC
Chambersburg PA
CBHW071252200326
41521CB00009B/1736